Guia Prático de

ANTICOAGULAÇÃO ORAL

Guia Prático de
ANTICOAGULAÇÃO ORAL

Zilda Machado Meneghelo

Cecilia Maria Quaglio Barroso

Atheneu

EDITORA ATHENEU

São Paulo —	*Rua Jesuíno Pascoal, 30* *Tel.: (11) 2858-8750* *Fax: (11) 2858-8766* *E-mail: atheneu@atheneu.com.br*
Rio de Janeiro —	*Rua Bambina, 74* *Tel.: (21)3094-1295* *Fax: (21)3094-1284* *E-mail: atheneu@atheneu.com.br*
Belo Horizonte —	*Rua Domingos Vieira, 319 — conj. 1.104*

CAPA: Paulo Verardo

PRODUÇÃO EDITORIAL: MKX Editorial

CIP-BRASIL. Catalogação na Publicação
Sindicato Nacional dos Editores de Livros, RJ

M514g

Meneghelo, Zilda Machado
Guia prático de anticoagulação oral / Zilda Machado Meneghelo, Cecilia Maria Quaglio Barroso. - 1. ed. - Rio de Janeiro : Atheneu, 2018.
il.

Inclui bibliografia
ISBN 978-85-388-0854-1

1. Anticoagulantes (Medicina). 2. Varfarina. 3. Sistema cardiovascular - Doenças I. Barroso, Cecilia Maria Quaglio. II. Título.

17-45422 CDD: 615.718
CDU: 616.1

MENEGHELO, Z.M.; BARROSO, C.M.Q
Guia Prático de Anticoagulação Oral

Autoras

Zilda Machado Meneghelo

Doutora em Cardiologia pela Faculdade de Medicina da Universidade de São Paulo (FMUSP). Ex-Chefe da Seção de Valvopatias e Anticoagulação Oral do Instituto Dante Pazzanese de Cardiologia (IDPC). Médica Cardiologista do Departamento de Cardiologia Clínica/Anticoagulação do Hospital do Servidor Público Municipal – SP.

Cecilia Maria Quaglio Barroso

Doutora em Cardiologia pela Faculdade de Medicina da Universidade de São Paulo/ Instituto Dante Pazzanese de Cardiologia (FMUSP/IDPC). Ex-Cardiologista da Seção de Valvopatias e Anticoagulação Oral do IDPC – SP.

Prefácio

A trombose é a principal causa de morte e incapacidade no mundo. Os eventos tromboembólicos venosos, caracterizados pela trombose venosa profunda (TVP) e pelo tromboembolismo pulmonar (TEP), e os arteriais – síndrome coronária aguda (SCA) e acidente vascular encefálico (AVE) – são responsáveis por uma em cada quatro mortes em todo o mundo. Devido à importância dessa patologia, existe uma busca constante de fármacos antitrombóticos eficazes e seguros.

Durante mais de 60 anos, os antagonistas da vitamina K (AVK) têm sido a base da prevenção de tromboembolismo em pacientes com fibrilação atrial, doenças valvares, incluindo próteses valvares, além de ainda ser o principal tratamento de eventos tromboembólicos, como a TVP, TEP, AVE e embolia arterial.

Recentemente, os novos anticoagulantes orais ou anticoagulantes orais de ação direta (DOAC) surgiram como uma alternativa à varfarina em diversas condições tromboembólicas. Suas principais vantagens são: a administração em dose fixa e efeito previsível sem necessidade de monitoração laboratorial; poucas interações medicamentosas e alimentares; menor meia-vida plasmática; e um melhor perfil de eficácia e segurança comparado com a varfarina.

O uso adequado da varfarina e dos DOAC requer manejos diferentes na prática clínica diária. Enquanto o manejo com a varfarina já está bem estabelecido, o manejo com os DOAC pode se alterar rapidamente a partir do momento em que surjam novas evidências.

A ideia deste guia surgiu após a elaboração de um manual de anticoagulação para os departamentos de Cardiologia e Geriatria do Hospital do Servidor Público Municipal de São Paulo e tem como objetivo servir como um conjunto prático de orientações para a utilização dos diferentes anticoagulantes orais em situações específicas, derivadas da literatura e diretrizes nacionais e internacionais mais recentes.

Sumário

Guia Prático de
ANTICOAGULAÇÃO ORAL

INTRODUÇÃO

Os anticoagulantes orais têm sido a base da prevenção de tromboembolismo em pacientes com fibrilação atrial, doenças valvares, incluindo próteses valvares, além de ser o principal tratamento de eventos tromboembólicos, como a TVP, TEP, AVE e embolia arterial[1]. Suas contraindicações decorrem de características individuais em que os riscos de sangramento são maiores que o potencial benefício clínico da prevenção de tromboembolismo, tais como falta de condições socioeconômicas e cognitivas, tendência à hemorragia ou discrasia sanguínea, cirurgia recente ou possibilidade de cirurgia, sangramento associado à ulceração ativa ou sangramento evidente, pacientes senis não supervisionados, hipertensão não controlada (pressão arterial > 180/100 mmHg) e hipersensibilidade conhecida aos anticoagulantes orais.

Os antagonistas da vitamina K (varfarina) têm sido a 1ª linha de escolha na terapia antitrombótica nos últimos 60 anos.[2] Recentemente, os DOAC foram desenvolvidos e considerados, no mínimo tão eficazes e mais seguros que a varfarina e já são considerados uma opção de tratamento.[3]

Este Guia tem como objetivo apresentar um conteúdo prático da utilização dos diferentes anticoagulantes orais em situações específicas.

I – TIPOS DE ANTICOAGULANTES ORAIS

1) Antagonista da vitamina K (varfarina)
2) DOAC (dabigatrana, rivaroxabana, apixabana e edoxabana*)

II – INDICAÇÕES DO ANTICOAGULANTE ORAL

As principais indicações dos anticoagulantes orais estão descritas na Tabela 1.

II a – Fibrilação Atrial (FA)

A decisão sobre a terapia antitrombótica no paciente com FA é guiada por meio de escores de risco que proporcionam uma medida mais robusta dos riscos e benefícios do uso de anticoagulantes orais.[4]

* *Até o momento da publicação deste Guia, a edoxabana não era comercializada no Brasil e, portanto, não será abordada.*

Tabela 1 Principais indicações dos anticoagulantes orais

Indicações	Varfarina	DOAC
FA	Sim (INR entre 2 e 3)	Sim*
Prevenção primária e secundária de TEV	Sim (INR entre 2 e 3)	Sim
Doenças valvares associadas à FA e nos 3 primeiros meses de pós-operatório de bioprótese mitral	Sim (INR entre 2 e 3)	Não#
Próteses mecânicas valvares**	Sim (INR entre 2,5 e 3,5)**	Não
Pós-infarto agudo do miocárdio (nos primeiros 3 meses)	Sim (INR entre 2 e 3)	Não#
Hipertensão arterial pulmonar	Sim (INR entre 2 e 3)	Não
Miocardiopatia com trombos intracavitários ou embolia prévia	Sim (INR entre 2 e 3)	Não
Trombo em átrio esquerdo	Sim (INR entre 2 e 3)	Não

INR: índice de normatização internacional; FA: fibrilação atrial; TEV: tromboembolismo venoso; DOAC: anticoagulantes orais de ação direta.
* = FA não valvar; # = vide texto a seguir; ** = próteses mecânicas aórticas de última geração podem manter um INR entre 2-3

Dentre os vários esquemas de estratificação de risco para AVE em pacientes com FA, o mais utilizado é o escore CHA_2DS_2 – VASc, pois prediz, de maneira mais adequada, os pacientes de alto risco e os que estão verdadeiramente em baixo ou médio risco para apresentar eventos tromboembólicos[5] (Tabela 2).

Tabela 2 Escore de CHA_2DS_2 – VASc

CHA_2DS_2 – VASc	Pontuação
C*ongestive heart failure/ventricular dysfunction* (IC/Disfunção Ventricular Esquerda)	1
H*ypertension* (Hipertensão Arterial)	1
A*ge* ≥ 75 *yrs* (Idade ≥ 75 anos)	2
D*iabetes mellitus* (Diabetes Mellitus)	1
S*troke*/Transiente Ischaemic Attack (Histórico AVE/AIT)	2
V*ascular Disease* (*prior myocardial infarction, artery disease or aortic plaque*) (Doença Vascular)	1
A*ge 65-74 yrs* (Idade entre 65 e 74 anos)	1
S*ex* **C***ategory* (*i.e., female gender*) (Sexo Feminino)	1

IC = insuficiência cardíaca; AVE = acidente vascular encefálico; AIT = acidente isquêmico transitório. Hipertensão arterial ≥ 140 × 90 mmHg.

Pacientes com escore CHA_2DS_2-VASc ≥ 2 devem fazer uso de anticoagulantes orais, exceto se houver alguma contraindicação. Pacientes com escore = 1 podem utilizar anticoagulante oral ou ácido acetilsalicílico, entretanto há uma preferência para o uso do primeiro fármaco.[6,7]

O escore mais utilizado para avaliação do risco de sangramento é o HAS-BLED. Ele é uma ferramenta de fácil manejo e prediz o risco de pacientes apresentarem complicações hemorrágicas. Um escore alto (≥ 3) não contraindica o uso de anticoagulantes orais, mas esses pacientes devem ser controlados de maneira mais rigorosa (Tabela 3).[8]

Tabela 3 Escore de risco para sangramento – HAS-BLED

Característica clínica	Escore
Hypertension (Hipertensão Arterial)	1
Abnormal Renal or Liver Function (Função Renal e Hepática Anormal)	1 ou 2
Stroke (AVE)	1
Bleeding (Sangramento)	1
Labile INR (Variação do INR)	1
Elderly (Idade)	1
Drugs or alcohol (Fármacos ou Álcool)	1 ou 2
	Máximo 9

H (High Blood Pressure): pressão arterial sistólica >160 mmHg; A = (abnormal kidney or liver function): função renal alterada (diálise, transplante renal ou creatinina sérica ≥ 2,3 mg/dL) ou função hepática alterada (cirrose, bilirrubina > 2 vezes o limite superior da normalidade (LSN) em associação com TGO ou ALT > 3 vezes o LSN); S = (stroke): AVE prévio, especialmente se profundo/lacunar; B= (bleeding): história prévia de sangramento, anemia ou predisposição a sangramentos; L= (labile INR): INR instável ou alto ou tempo na faixa terapêutica (TTR) < 60%; E = (elderly): idade maior ou igual a 65 anos; D (drugs or alcohol): uso de medicações antiplaquetárias ou anti-inflamatórios não hormonais; e consumo de oito ou mais doses de bebidas alcoólicas por semana; AVE: acidente vascular encefálico; INR: índice de normatização internacional.

As doses preconizadas dos anticoagulantes orais em pacientes com fibrilação atrial estão descritas na Tabela 4.[9]

Tabela 4 Posologia da varfarina e dos anticoagulantes orais de ação direta em pacientes com fibrilação arterial

	Varfarina	Dabigatrana	Rivaroxabana	Apixabana
Dose	INR (2-3)	150 mg, 2×/dia ou 110 mg, 2×/dia*	20 mg, 1×/dia ou 15 mg, 1×/dia**	5 mg, 2×/dia ou 2,5 mg, 2×/dia***

* = idosos ≥ 80 anos; pacientes com um ou mais fatores de risco, como idade ≥75 anos, insuficiência renal moderada (ClCr entre 30-50 mL/min), tratamento concomitante com inibidores potentes da Gp P, antiagregantes plaquetários ou com sangramento gastrintestinal prévio; ** = pacientes com insuficiência renal moderada (depuração de creatinina (ClCr) < 50 mL/min); *** = em pacientes com pelo menos duas das características a seguir: idade ≥ 80 anos, peso corporal ≤ 60 kg e creatinina sérica ≥ 1,5 mg/dL; INR: índice de normatização internacional.

II b – Tromboembolismo venoso

As diretrizes recomendam o uso de varfarina e DOAC para a prevenção e tratamento do tromboembolismo venoso (trombose venosa profunda e tromboembolismo pulmonar).[10]

As indicações e recomendações da terapia antitrombótica em pacientes com TEV agudo estão descritas na Tabela 5.

Tabela 5 Tratamento do tromboembolismo venoso agudo

Indicação	Recomendação
Pacientes com TVP proximal ou TEP sem câncer	Anticoagulação oral durante 3 meses, se possível, com novos anticoagulantes* (dabigatrana, rivaroxabana, apixabana) ou varfarina.
Pacientes com TVP ou TEP com câncer	Recomenda-se o uso de heparina de baixo peso molecular, preferenciamente à varfarina e DOAC
Paciente com um primeiro episódio de TVP proximal não provocada ou TEP**	• Se baixo/moderado risco de sangramento, terapia em longo prazo (> 3 meses) • Em pacientes de alto risco de sangramento, uso de anticoagulante oral durante 3 meses
TEP com hipotensão	• Terapia trombolítica

* = A anticoagulação parenteral é administrada antes do uso de dabigatrana e não necessita ser realizada previamente com a rivaroxabana e apixabana. ** = O nível de D-dímero medido 1 mês após o término do uso do anticoagulante oral pode influenciar na decisão de manter a suspensão ou aumentar o tempo de tratamento com anticoagulantes. Em todos os pacientes que estiverem em uso de anticoagulante oral em longo prazo, deve ser avaliado o seu uso anualmente. TVP: trombose venosa profunda; TEP: tromboembolismo pulmonar.

As doses preconizadas dos anticoagulantes orais em pacientes com TEV estão descritas na Tabela 6.[9,10]

Tabela 6 Posologia para tratamento do tromboembolismo venoso agudo

	Varfarina	Dabigatrana	Rivaroxabana	Apixabana
Dose	INR (2,0-3,0), (associado com heparina até INR na faixa terapêutica)	150 mg, 2×/dia ou 110 mg, 2×/dia*, após tratamento com anticoagulante parenteral por pelo menos 5 dias.	15 mg, 2×/dia nas 3 primeiras semanas, mesmo no paciente com insuficiência renal. Após esse período, 20 mg, 1×/dia ou 15 mg, 1×/dia**	10 mg, 2× ao dia nos primeiros 7 dias, mesmo no paciente com insuficiência renal e após, 5 mg, 2×/dia ou 2,5 mg, 2×/dia***

* = idosos ≥ 80 anos; pacientes com um ou mais fatores de risco, como idade ≥75 anos, comprometimento renal moderado (ClCr entre 30-50 mL/min), tratamento concomitante com inibidores potentes de Gp P, antiagregantes plaquetários ou com sangramento gastrintestinal prévio; ** = pacientes com insuficiência renal moderada (clearance de creatinina (ClCr) < 50 mL/min). *** = em pacientes com pelo menos duas das características a seguir: idade ≥ 80 anos, peso corporal ≤ 60 kg ou creatinina sérica ≥ 1,5 mg/dL. TEV: tromboembolismo venoso.

Para prevenção de TEV em pacientes submetidos à cirurgia ortopédica de grande porte, as doses preconizadas dos DOAC estão descritas na Tabela 7.[9]

Tabela 7 Posologia para prevenção de tromboembolismo venoso em pacientes submetidos à cirurgia ortopédica de grande porte[9]

	Dabigatrana	Rivaroxabana	Apixabana
Dose após cirurgia de artroplastia total de joelho e quadril	2 cápsulas de 110 mg, 1×/dia ou 2 cápsulas de 75 mg, 1×/dia*, durante 10 dias (joelho) ou 28 a 35 dias (quadril).	10 mg, 1×/dia, durante 2 semanas (joelho) ou 5 semanas (quadril)	2,5 mg, 2× ao dia durante 10 a 14 dias (joelho) ou 32 a 38 dias (quadril)

* = idosos ≥ 80 anos; pacientes com um ou mais fatores de risco, como idade ≥75 anos, comprometimento renal moderado (ClCr entre 30 e 50 mL/min), tratamento concomitante com inibidores potentes de Gp P, antiagregantes plaquetários ou com sangramento gastrintestinal prévio.

II c – Valvopatias

Há uma carência de grandes estudos randomizados que suportem um alto grau de recomendação no tratamento antitrombótico dos pacientes com doenças e próteses valvares.

A varfarina ainda é a principal terapia antitrombótica nessa população.[11,12] O uso de DOAC em próteses mecânicas e estenose mitral moderada a grave (especialmente reumática) é contraindicado. Entretanto, os grandes estudos realizados com os DOAC em FA incluíram pacientes com outras doenças valvares, como estenose e insuficiência áortica e insuficiência mitral. As diretrizes mais recentes descrevem o uso dos DOAC como uma alternativa razoável para estes casos. Entretanto, deve-se avaliar individualmente os seus riscos e benefícios[13, 14].

As recomendações do uso de varfarina em pacientes com doenças valvares estão indicadas nas Tabelas 8 a 10.[11,12,14,15] As novas recomendações para o uso de DOAC em doenças valvares estão descritas na Tabela 11.[13,14]

Tabela 8 Recomendação de terapia antitrombótica para pacientes com lesões mitrais

	Recomendação
Doença reumática mitral e FA ou tromboembolismo prévio	Varfarina (INR = 2-3)
Doença reumática mitral e FA ou tromboembolismo prévio que apresenta evento tromboembólico com INR na faixa	Adição de ácido acetilsalicílico (75-100 mg/dia)*
Estenose mitral e trombo em átrio esquerdo	Varfarina (INR = 2-3)
Pacientes com indicação para VMP e presença de trombo em AE, considerar postergar o procedimento e tentar a resolução do trombo com anticoagulante oral (se quadro clínico permitir)	Varfarina (INR = 2-3)
Pacientes com EM + RS + AE > 55 mm*	Varfarina (INR = 2-3)
Pacientes com AVE criptogênico + FOP + aneurisma septal atrial, em uso de ácido acetilsalicílico	Varfarina (INR = 2-3)

*Avaliar o risco de sangramento do paciente *versus* benefício da terapia. VMP: valvotomia mitral percutânea; EM: estenose mitral; RS: ritmo sinusal; AE: átrio esquerdo; FOP: forâmen oval patente; FA: fibrilação atrial; AVE: acidente vascular encefálico; INR: índice de normatização internacional.

Tabela 9 Recomendações de terapia antitrombótica para pacientes portadores de próteses mecânicas

	Recomendação
Todas as próteses mecânicas	Uso de varfarina
Tipos de próteses: - Próteses aórticas de duplo disco sem FR - Próteses mitrais ou aórticas com FR ou próteses de 1ª e 2ª geração	Varfarina (INR = 2 a 3) Varfarina (INR = 2,5 a 3,5)
Próteses mecânicas com tromboembolismo e INR na faixa terapêutica	Aumento do nível de INR (até 4) e/ou adição de ácido acetilsalicílico (75-100 mg/dia)*
Uso de HNF ou HBPM até 48 horas após INR na faixa terapêutica	

FR: fatores de risco para tromboembolismo;HNF: heparina não fracionada; HBPM: heparina de baixo peso molecular; INR: índice de normatização internacional; FR: fatores de risco (fibrilação atrial, tromboembolismo prévio, disfunção do ventrículo esquerdo e hipercoagulabilidade). *Avaliar o risco de sangramento do paciente versus benefício da terapia.

Tabela 10 Recomendações de terapia antitrombótica para pacientes portadores de biopróteses

	Recomendação
Primeiros 3 a 6 meses após implante	
Bioprótese mitral	Varfarina (INR 2-3)
Bioprótese aórtica	Varfarina (INR 2-3)
Biopróteses com TE prévio ou bioprótese com trombo em AE na cirurgia	Varfarina (INR 2-3)
HNF ou HBPM deve ser prescrita desde o 1º dia de pós-operatório até 48 horas após INR atingir faixa terapêutica ideal	
Após 3 a 6 meses do implante	
Bioprótese com FR	Varfarina (INR 2-3)
Bioprótese em RS e sem FR	Ácido acetilsalicílico 75 a 100 mg/dia
TAVI (implante percutâneo da valva aórtica)	- Varfarina (INR 2-3) no mínimo durante 3 meses, em pacientes com baixo risco de sangramento; - Na impossibilidade do uso de varfarina, administrar clopidogrel 75 mg/dia + ácido acetilsalicílico 75 a 100 mg/dia durante os primeiros 6 meses e após, ácido acetilsalicílico em monoterapia

TE: tromboembolismo; AE: átrio esquerdo; HNF: heparina não fracionada; HBPM: heparina de baixo peso molecular; FR: fatores de risco para tromboembolismo; RS: ritmo sinusal; INR: índice de normatização internacional.

Tabela 11 Recomendações do uso de anticoagulantes orais de ação direta em pacientes com doenças valvares[13,14]

Doenças valvares	**Uso de DOAC**
FA (CHA_2DS_2- VASc $\geq$ 2) em pacientes com: - Insuficiência mitral - Insuficiência tricúspide - Estenose aórtica - Insuficiência aórtica	- Podem ser utilizados como alternativa à varfarina

FA: fibrilação arterial; DOAC: anticoagulantes orais de ação direta.

II d – Pós-IAM[16]

A varfarina (INR entre 2 e 3) é preconizada em pacientes com:

- Trombo no ventrículo esquerdo (VE) com características emboligênicas;
- Alteração da contratilidade envolvendo extensamente a parede miocárdica nos primeiros 3 meses (acinesia ou discinesia apical anterior);

Ainda não existem recomendações estabelecidas sobre o uso dos DOAC nessa população de pacientes.

II e – Hipertensão pulmonar

Com relação à hipertensão pulmonar (HP), as recomendações são baseadas em estudos não prospectivos ou comparativos e, por essa razão, existem grandes diferenças no uso da anticoagulação entre os países e/ou centros hospitalares. Diretrizes preconizam o uso de varfarina (INR entre 2 e 3) em portadores de HP idiopática, hereditária, devido ao uso de anorexígenos, nas doenças do tecido conectivo e nos *shunts* cardíacos congênitos sem hemoptise significativa com nível de evidência/grau de recomendação baixa[17].

O uso de varfarina (INR entre 2 e 3) também pode ser indicado na HP crônica tromboembólica.[18]

Ainda não existem estudos realizados com os DOAC nessa população de pacientes.

II f – Miocardiopatia

Recomenda-se o uso de varfarina (INR entre 2 e 3) em pacientes com miocardiopatia e FA ou trombos intracavitários ou embolia prévia[19].

Estudos avaliando os DOAC em pacientes com insuficiência cardíaca estão em andamento.

II g – Trombo em átrio esquerdo

O uso de varfarina (INR entre 2 e 3) é recomendado até a resolução do trombo.[13]

Os dados de pequenos estudos observacionais e prospectivos não apresentaram diferença na eficácia e segurança nos pacientes tratados com DOAC *versus* varfarina na resolução de trombo em átrio esquerdo.[20] Outros estudos estão em andamento[21] e, portanto, ainda não existe uma indicação formal para o seu uso.[13]

III – MANEJO DA ANTICOAGULAÇÃO ORAL

III a – Início e controle

IIIa – 1 – Varfarina

Em pacientes nos quais a anticoagulação imediata é desejada (p. ex.: TEP, TVP) recomenda-se o início da varfarina em ambiente hospitalar concomitantemente com HNF ou HBPM, em doses terapêuticas, por pelo menos 4 a 5 dias até que o INR esteja na faixa terapêutica, quando, então, a heparina pode ser suspensa. Nas demais condições, a varfarina pode ser iniciada em regime ambulatorial, sem a necessidade de heparina concomitante.

A dose da varfarina é guiada pelo valor inicial de INR. Se este estiver acima de 1,3, avaliar possíveis causas antes de iniciar com a varfarina.

Um esquema prático e cuidadoso no controle inicial da anticoagulação oral é a repetição do INR após a terceira dose da varfarina, ou seja, no 4º dia de tratamento e também logo após, no 7º dia. Conforme descrito na Tabela 12, não se deve aumentar a dose do anticoagulante na 1ª semana. Após, repetir os controles nos 14º e 21º dias e continuar semanalmente até que o valor terapêutico seja atingido por duas medidas consecutivas. Após esse período, o INR pode ser medido menos frequentemente, não ultrapassando uma vez a cada 4 a 8 semanas.[22]

Tabela 12 Esquema de alteração da dose para a varfarina segundo o valor do INR

Dia da coleta	INR	Dose - varfarina
1º	1-1,3	1 comp. (5 mg)
4º	1-1,3	1 comp. (5 mg)
	1,4-1,9	3/4 comp. (3,75 mg)
	2-2,5	1/2 comp. (2,5 mg)
	2,6-3	1/4 comp. (1,25 mg)
	3,1-4	Suspender dose do dia e prescrever 1/4 comp. no dia seguinte
7º	Avaliar a alteração da dose segundo valores de INR encontrados nos 1º e 4º dias. Pode haver necessidade de nova redução no 7º dia.	

INR: índice de normatização internacional.

III a – 2 – Anticoagulantes orais de ação direta

Antes de iniciar a terapia com DOAC, recomenda-se:[13]

- Avaliar a aderência do paciente ao tratamento;
- Avaliar a função renal (fórmula de Cockcroft–Gault) para adequação da dose inicial de dabigatrana e rivaroxabana. No caso da apixabana, a dose é determinada pela avaliação dos seguintes critérios: idade ≥ 80 anos, peso corporal ≤ 60 kg ou creatinina sérica ≥ 1,5 mg/dL;
- Decidir sobre a necessidade do uso de inibidores da bomba de prótons;
- Realizar exames basais: hemoglobina, função renal e hepática;
- Avaliar o uso de outros fármacos com potencial interação medicamentosa.

O retorno do paciente deve ocorrer inicialmente, após o 1º mês e, posteriormente, a cada 3 meses ou, no máximo, 6 meses.

Com relação aos exames laboratoriais, preconiza-se o esquema descrito na Tabela 13.

Tabela 13 Exames laboratoriais solicitados durante o seguimento dos pacientes em uso de anticoagulantes orais de ação direta

	Intervalo	Comentários
Exames laboratoriais	Anual	Hemoglobina, função renal e hepática
	3 a 6 meses	Se ClCr estiver entre 30-60 mL/min ou pacientes em uso de dabigatrana com idade > 75 anos ou frágeis
	Quando necessário	Se alguma condição interferir com função renal ou hepática

A monitorização de rotina da coagulação não é necessária. Uma avaliação quantitativa da exposição do fármaco pode ser realizada em situações de emergência:[13]

- Sangramento maior e eventos tromboembólicos;
- Cirurgia de urgência;

- Insuficiência renal ou hepática;
- Interações medicamentosas;
- Suspeita de *overdose*.

É fundamental saber exatamente qual o tempo entre a última dose do DOAC e a coleta de sangue. O efeito máximo plasmático desses fármacos é de aproximadamente 3 horas após ingestão.

Uma avaliação global da interpretação dos testes de coagulação com os diferentes DOAC está descrita na Tabela 14.[13]

Tabela 14 Interpretação quantitativa dos exames de coagulação com os diferentes anticoagulantes orais de ação direta

	Dabigatrana	Rivaroxabana	Apixabana
Pico plasmático	2 h após ingestão	2-4 h após ingestão	1-4 h após ingestão
Vale plasmático	12 após ingestão	24 h após ingestão	12 h após ingestão
TP	Não pode ser utilizado	Prolongado, mas não se sabe sua relação com o risco de sangramento	Prolongado, mas não se sabe sua relação com o risco de sangramento
INR	Não pode ser utilizado	Não pode ser utilizado	Não pode ser utilizado
TTPa	No vale plasmático, valores > 2x VSN sugerem excesso de risco de sangramento	Não pode ser utilizado	Não pode ser utilizado
Tempo trombina diluído (TTd)	No vale plasmático, valores ≥ 200 ng/mL ou ≥ 65 segundos: excesso de risco de sangramento	Não pode ser utilizado	Não pode ser utilizado
Antifator Xa	Não aplicável	Quantitativo: não há dados sobre o valor de corte para risco de sangramento ou TE	Quantitativo: não há dados sobre o valor de corte para risco de sangramento ou TE

TTPa: tempo de tromboplastina parcial ativada; INR: índice de normatização internacional; TP: tempo de protrombina.

III b – Interações medicamentosas

III b – 1 – Varfarina

Existem, na literatura, inúmeros relatos de interações de muitos fármacos com a varfarina e, desse modo, é prudente que, ao iniciar qualquer outra terapia, seja feito um controle antecipado do INR (aproximadamente 5 a 7 dias após o início do uso associado dos fármacos).

As principais interações medicamentosas com a varfarina estão descritas nas Tabelas 15 e 16.[23]

Tabela 15 Fármacos que podem aumentar o risco de sangramento

<table>
<tr>
<td>Ácido acetilsalicílico
Acarbose
Ácido nalidíxico
Ácido valpróico
Alopurinol
Amiodarona
Amitriptilina
Amoxicilina
Ampicilina
Amprenavir
Antiagregantes plaquetários
Anticoncepcionais orais
Antiinflamatórios não hormonais
Apixabana
Argatroban
Arnica
Azitromicina
Bivalirudina
Carbenicilina
Carboplastina
Cefadroxila
Cefalexina
Cefalotina
Cefazolina
Cefdinir
Cefepima
Cefotaxima
Cefpodoxima
Ceftarolina
Ceftazidima
Ceftriaxona</td>
<td>Cetoconazol
Ciclofosfamida
Cimetidina
Ciprofibrato
Ciprofloxacino
Cisplatina
Citalopram
Cisaprida
Claritromicina
Cloxaciclina
Condroitina
Dabigatrana
Danazol
Dapsona
Desvenlaxina
Dexametasona
Disopiramida
Dissulfiram
Doxorrubicina
Duloxetina
Entacapona
Eritromicina
Esomeprazol
Exenatide
Ezetimiba
Fenofibrato
Fluconazol
Fluoruracila
Fluoxetina
Fluvastatina
Fluvoxamina
Gatifloxacino
Gefitinib
Gemifloxacino</td>
<td>Gencitabina
Genfibrozila
Gengibre
Ginkgo Biloba
Glucagon
Glucosamina
Heparina
Imatinibe
Isoniazida
Itraconazol
Ivermectina
Lactulose
Lansoprazol
Leflunomida
Levamisol
Levocarnitina
Levofloxacino
Levotiroxina
Lopinavir
Lovastatina
Mecloretamina
Melatonina
Mesna
Metilprednisolona
Metotrexato
Metronidazol
Miconazol
Mirtazapina
Moxifloxacino
Niacina
Norfloxacino
Omeprazol
Orlistat
Oseltamivir</td>
<td>Pantoprazol
Paracetamol
Paroxetina
Passiflora
Penicilina
Pentoxifilina
Piperacilina
Piracetam
Prednisona
Procarbazina
Propafenona
Quetiapina
Rabeprazol
Ranitidina
Rivaroxabana
Ropinirol
Rosuvastatina
Roxitromicina
Sertralina
Sorafenibe
Sulfasalazina
Tamoxifeno
Tecarcilina
Testosterona
Tigeciclina
Tramadol
Trastuzumab
Vacina Influenza
Vancomicina
Venlafaxina
Vincristina
Vindesina
Voriconazol</td>
</tr>
</table>

Tabela 16 Fármacos que podem reduzir a eficácia anticoagulante da varfarina

<table>
<tr>
<td>Azatioprina
Bosentana
Carbamazepina
Ciclosporina
Coenzima Q
Enzalutamida
Erva-de-são-joão (Hypericum perfuratum)
Espironolactona
Fenobarbital</td>
<td>Ginseng
Griseofulvina
Mercaptopurina
Mesalamina
Primidona
Rifampicina
Ritonavir
Sucralfato
Teriflunomida</td>
</tr>
</table>

A associação de varfarina com glimepirida e glipizina pode aumentar o risco de hipoglicemia.[23]

Outras situações que podem causar oscilações nos níveis de anticoagulação são os estados hipercatabólicos, como febre e hipertireoidismo, que aumentam a sensibilidade à varfarina.[24]

III b – 2 – Anticoagulantes orais de ação direta [13]

As principais interações medicamentosas relacionadas com os DOAC ocorrem com os fármacos indutores ou inibidores da glicoproteína P e do CYP450 3A4.

As Tabelas 17 e 18 descrevem 3 níveis de alerta para interações medicamentosas ou outros fatores clínicos que podem afetar o nível plasmático ou o efeito dos DOAC:

- *Laranja*: contraindicado ou não recomendado
- *Laranja médio*: alterar dose dos DOAC:
  - Dabigatrana 150 para 110 mg, duas vezes/dia
  - Rivaroxabana: 20 para 15 mg, uma vez/dia
  - Apixabana: 5 para 2,5 mg, duas vezes/dia
- *Laranja claro*: considerar redução de dose se uso de dois fatores laranja médio concomitantemente.

Tabela 17 Fármacos que podem afetar o nível plasmático ou o efeito dos anticoagulantes orais de ação diret

	Via	Dabigatrana	Apixabana	Rivaroxabana
Atorvastatina	Competição Gp-P e inibidor fraco CYP 3A4	+18%	Sem dados	Sem efeito
Digoxina	Competição Gp-P	Sem efeito	Sem dados	Sem efeito
Verapamil	Competição Gp-P e inibidor fraco CYP 3A4	+12-180% (reduzir a dose da dabigatrana)	Sem dados farmacocinéticos	Efeito mínimo (utilizar com cautela se ClCr 15-50 mL)
Diltiazem	Competição Gp-P e inibidor fraco CYP 3A4	Sem efeito	+40%	Efeito mínimo (utilizar com cautela se ClCr 15-50 mL)
Quinidina	Competição Gp-P	+53%	Sem dados	Variação do aumento desconhecida
Amiodarona	Competição moderada Gp-P	+12-60%	Sem dados farmacocinéticos	Efeito discreto (cuidado com ClCr < 50 mL/min)
Cetoconazol Itraconazol Voriconazol Posaconazol	Potente Gp-P e competição BRCP (*breast cancer resistance protein*)/ inibição CYP 3A4	+140-150%	+100%	Até +160%

Continua

Continuação

	Via	Dabigatrana	Apixabana	Rivaroxabana
Fluconazol	Inibição moderada CYP 3A4	Sem dados	Sem dados	+42% (se administrado sistemicamente)
Ciclosporina/ Tacrolimus	Competição Gp-P	Não recomendado	Sem dados	Variação do aumento desconhecido
Claritromicina Eritromicina	Competição moderada Gp-P/ inibição CYP 3A4	+15-20%	Sem dados	+30-54%
Inibidores da protease (HIV)	Potente Gp-P e competição BRCP (*breast cancer resistance protein*)/ inibição CYP 3A4	Sem dados	Forte aumento	Até +153%
Rifampicina Carbamazepina Fenobarbital Fenitoína Erva-de-são-joão	Potente Gp-P e competição BRCP (*breast cancer resistance protein*)/ inibição CYP 3A4	-66%	-54%	Até -50%
Naproxeno	Competição Gp-P	Sem dados	+55%	Sem dados
Antiácidos e inibidores da bomba de prótons	Absorção GI	-12-30%	Sem efeito	Sem efeito

Cor cinza: sem estudos clínicos ou dados farmacocinéticos disponíveis. ClCr = *clearance* de creatinina; Gp-P = glicoproteína P; CYP = citocromo; GI = gastrintestinal.

Tabela 18 Fatores clínicos que podem afetar o nível plasmático ou o efeito dos anticoagulantes orais de ação direta

		Dabigatrana	Apixabana	Rivaroxabana
Idade ≥ 80 anos	Nível plasmático aumentado		#	
Idade ≥ 75 anos	Nível plasmático aumentado			
Peso ≤ 60 kg	Nível plasmático aumentado		#	
Função renal	Nível plasmático aumentado			
Outros fatores de risco de aumento de sangramento	• Interações farmacodinâmicas: - Antiagregantes plaquetários, AINH - Esteroides IV - Outros anticoagulantes • História prévia ou sangramento GI ativo • Cirurgia recente ou em órgãos críticos: cérebro, olhos • Trombocitopenia (por exemplo, quimioterapia) • HAS-BLED ≥ 3			

= a dose deve ser reduzida se 2 dos 3 seguintes critérios: idade ≥ 80 anos, peso corporal ≤ 60 kg ou creatinina sérica ≥ 1,5 mg/dL. IV = intravenoso; AINH = anti-inflamatórios não hormonais.

III – c – Manejo de sangramento

III – c – 1 – Varfarina

A Tabela 19 descreve o manejo do paciente em uso de varfarina com sangramento e a conduta mais adequada no paciente com níveis elevados de INR sem sangramento.[22]

Tabela 19 Paciente com níveis elevados de INR com ou sem sangramento e conduta clínica

Situação clínica	Conduta
INR acima da faixa terapêutica, porém com INR < 5 e sem sangramento ou sangramento menor*	Suspender a dose de 1 dia e monitorizar o INR entre 24 e 48 h: - Avaliar causas associadas (uso de medicamentos, alteração de dieta): reduzir a dose até cessar a causa. Após, retornar com dose habitual - Sem causa associada: reduzir a dose
INR entre 5 e 9, sem sangramento ou sangramento menor*	Suspender a dose de 1 ou 2 dias e monitorizar o INR entre 24 e 48 h. - Se baixo risco p/sangramento: avaliar causa associada: reduzir a dose até cessar essa causa e monitorar INR mais frequentemente - Se alto risco p/sangramento: vit. K#, 1 a 2,5 mg VO (via oral) e reduzir a dose
INR > 9, sem sangramento ou sangramento menor*	-Suspender ACO e monitorizar o INR entre 24 e 48 h - Administrar vitamina K# (3 a 5 mg VO)
INR > 9 e com sangramento maior**	- Suspender ACO - Administrar vitamina K# (10 mg, IV lentamente) - Se necessário (urgência, internação), plasma fresco e concentrado de complexos protrombínicos
INR > 9 e com risco de morte	- Suspender ACO e internar - Administrar plasma fresco, concentrado de complexos protrombínicos e vitamina K# (10 mg, IV lentamente)

*sangramento menor = sangramento não fatal; consiste primariamente de epistaxe e hematomas. **sangramento maior = aquele que necessita de intervenção como hospitalização ou transfusão ou resulta em significativa morbidade ou risco de morte, como sangramento intra-articular ou cerebral. # = precaução com altas dose de vitamina K, pois pode ocorrer um efeito rebote (INR persistentemente alto durante um determinado período de tempo). Nesse caso, deve-se introduzir heparina até que INR retorne a faixa terapêutica.

III – c – 2 – Anticoagulantes orais de ação direta [13]

Após interrupção do tratamento, a restauração da hemostasia ocorre em 12 a 24 horas após a última dose tomada.

O manejo dos pacientes em uso de DOAC com sangramento sem e com risco de morte está demonstrado nas Tabelas 20 e 21.

Tabela 20 Manejo dos pacientes em uso de anticoagulantes orais de ação direta com sangramento e sem risco de morte

Dabigatrana	Inibidores do fator Xa (rivaroxabana e apixabana)
• Perguntar sobre a hora da última dose + regime de dose • Estimar a normalização da coagulação: - Função renal normal: 12-24 horas - Cl Cr 50-80 mL/min: 24-36 horas - Cl Cr 30-50 mL/min: 36-48 horas - Cl Cr $<$ 30 mL/min: $\geq$ 48 horas • Manter diurese • Medidas hemostáticas locais • Reposição hídrica (coloides, se necessário) • Concentrado de hemácias, se necessário • Plaquetas (se $<$ 60.000) • PFC como expansor plasmático (não como reversor) • Ácido tranexâmico pode ser considerado adjuvante • Desmopressina em casos especiais (coagulopatia ou plaquetopatia) • Considerar diálise (evidência: 65% após 4 horas) • Hemoperfusão com carvão ativado pode ser considerado (baseado em dados pré-clínicos)	• Perguntar sobre a hora da última dose + regime de dose • Normalização da coagulação: 12 – 24 horas • Medidas hemostáticas locais • Reposição hídrica (coloides, se necessário) • Concentrado de hemácias, se necessário • Plaquetas (se $<$ 60.000) • PFC como expansor plasmático (não como reversor) • Ácido tranexâmico pode ser considerado como adjuvante • Desmopressina em casos especiais (coagulopatia ou plaquetopatia)

PFC: Plasma fresco congelado.

Tabela 21 Manejo dos pacientes em uso de anticoagulantes orais de ação direta com sangramento e com risco de morte

Dabigatrana	Inibidores do fator Xa (rivaroxabana e apixabana)
• Todas as medidas adotadas no sangramento sem risco de vida. • CCP 50 U/kg (com 25 U/kg adicionais, se clinicamente necessário) – (sem dados clínicos). • CCP ativado 50 U/kg; máximo de 200 U/kg/dia: sem evidências robustas sobre benefício adicional em relação ao CCP. • Fator VII ativado (FVIIa recombinante: 90 μg/kg): sem dados sobre benefício adicional e muito caro (só evidência em animais) • Idarucizumab 5 g, IV.	• Todas as medidas adotadas no sangramento sem risco de vida. • CCP 50 U/kg (com 25 U/kg adicionais, se clinicamente necessário) – (sem dados clínicos). • Concentrado complexo protrombinico ativado 50 U/kg; máximo de 200 U/kg/dia: sem evidências robustas sobre benefício adicional em relação ao CCP. • Fator VII ativado (FVIIa recombinante: 90 μg/kg): sem dados sobre benefício adicional e muito caro (só evidência em animais).

CCP: concentrado complexo protrombínico.

III – d – Manejo perioperatório

Para a recomendação do manejo perioperatório de pacientes em uso de anticoagulantes orais, deve-se previamente classificá-los de acordo com sua estratificação de risco tromboembólico (Tabela 22) e de sangramento (Tabela 23).[25-27]

Tabela 22 Estratificação de risco tromboembólico

Indicação do anticoagulante oral	Baixo risco	Moderado risco	Alto risco
Fibrilação atrial	- Escore CHA_2DS_2-VASc = 2-3 ou $CHADS_2$ = 0-2 (sem AVE ou AIT prévio)	- Escore CHA_2DS_2-VASc = 4-5 ou $CHADS_2$ = 3-4	- Escore CHA_2DS_2-VASc $\geq$ 6 ou $CHADS_2$ = 5-6 - AVE ou AIT recentes (dentro de 3 meses) - FA e estenose reumática mitral
Doenças e próteses valvares cardíacas	- Prótese mecânica aórtica duplo disco sem FA ou FR para TE - Bioprótese com RS	- Prótese mecânica aórtica e FA, AVE ou AIT prévio ou FR para TE - Bioprótese (cirurgia recente dentro de 3 meses) - Bioprótese com FA	- Qualquer prótese mecânica mitral - Qualquer prótese mecânica aórtica de "gaiola" ou disco único - Qualquer prótese mecânica com história recente de AVE ou AIT ou evento cardioembólico recente (dentro de 6 meses) - Estenose mitral e FA
Tromboembolismo venoso	- TEV há mais de 12 meses e sem nenhum FR (provocado ou transitório)	- TEV dentro de 3 a 12 meses - Trombofilia não grave - TEV recorrente - Câncer ativo (diagnosticado há menos de 6 meses ou paliativo)	- TEV dentro de 3 meses - Trombofilia grave - TEV não provocada
Artérias coronárias	- Prevenção primária de DAC	- DAC estável após IAM - CRM há mais de 1 ano	- SCA - CRM há menos de 1 ano - ICP

FR = fatores de risco; TE = tromboembolismo; DAC = doença arterial coronária; SCA = síndrome coronária aguda; CRM = cirurgia de revascularização miocárdica; ICP = intervenção coronária percutânea; TEV: tromboembolismo venoso; IAM: infarto agudo do miocárdio; AIT: acidente isquêmico transitório.

Tabela 23 Classificação da cirurgia ou procedimento eletivo de acordo com o risco de sangramento

Intervenções que não necessariamente requerem suspensão do uso de acos (mínimo risco de sangramento)	Intervenções com baixo risco de sangramento (infrequente ou com baixo impacto clínico)	Intervenções com alto risco de sangramento (frequente ou com alto impacto clínico)
Procedimento dentário: • Extração de 1 a 3 dentes • Cirurgia periodontal • Incisão de abscesso • Implante *Oftalmologia:* • Catarata ou glaucoma • *Endoscopia sem biópsia – Cirurgia Superficial:* • Incisão abscesso • Excisões dermatológicas pequenas	• Endoscopia, colonoscopia ou broncoscopia com biópsia • Biópsia bexiga ou próstata • Estudo eletrofisiológico/ ablação • Angiografia • Implante MP ou CDI • Artroscopia • Cirurgia de hemorroida • Cirurgia de pequeno, moderado porte de mão, pé e ombro	• Anestesia epidural ou medular • Punção lombar • Cirurgia torácica • Cirurgia abdominal • Cirurgia ortopédica grande • Biópsia hepática • Ressecção transuretral próstata • Biópsia renal • Ablação complexa*: isolamento de veias pulmonares; ablação de taquicardia ventricular

* = também apresenta alto risco tromboembólico. MP: marca-passo. CDI: cardioversor desfibrilador implantável.

III – d – 1 – Varfarina

A decisão de se realizar a ponte com heparina em pacientes em uso de varfarina dependerá do risco tromboembólico do paciente e do risco de sangramento do procedimento, segundo a Tabela 24.[22,25,28]

Tabela 24 Relação entre o risco tromboembólico do paciente e o risco de sangramento do procedimento

Risco hemorrágico do procedimento	Risco tromboembólico do paciente		
	Baixo	Moderado	Alto
Mínimo	Não interromper varfarina	Não interromper varfarina	Não interromper varfarina
Baixo	• Interromper varfarina • Não realizar ponte com heparina	• Interromper varfarina e até INR < 2 • Avaliar individualmente a necessidade ou não de realizar ponte com heparina* em dose profilática** ou terapêutica***	• Interromper varfarina • Realizar ponte com heparina em dose terapêutica***
Alto	• Interromper varfarina • Não realizar ponte com heparina	• Interromper varfarina (INR < 2) • Avaliar individualmente a necessidade ou não de realizar ponte com heparina* em dose profilática**	• Interromper varfarina (INR $< 1,5$) • Realizar ponte com heparina em dose terapêutica***

* = depende das características individuais e fatores de risco do paciente. ** = Dose profilática de heparina = enoxaparina 0,5 mg/kg, via subcutânea (SC), 2 vezes/dia ou 40 mg, 2 vezes/dia; ou heparina não fracionada (HNF) 5.000 a 7.500 UI, SC, 2 vezes/dia. *** = Dose terapêutica de heparina = enoxaparina 1 mg/kg, SC, 2 vezes/dia ou 1,5 mg/kg, 1 vez/dia; ou HNF 15.000 UI, SC, 2 vezes/dia.

O esquema de suspensão da varfarina está descrito na Tabela 25.[22]

Tabela 25 Esquema de suspensão da varfarina

Dia -7	Coleta do INR e prescrição da ponte com heparina, se necessário (os dias de suspensão da varfarina dependerão do valor do INR coletado. Se > 3,0 serão necessários mais dias de suspensão)
Dia -5	Suspensão da varfarina
Dia -4	Início da HBPM ou HNF para pacientes com alto ou moderado risco de TE Sem heparina para pacientes com baixo risco de TE
Dia -1	Última dose de heparina 24 horas antes do procedimento Liberar para cirurgia/procedimento com INR < 1,5 (alto risco de sangramento) ou < 2,0 (baixo risco de sangramento) Se INR > 1,5, para não cancelar a cirurgia, pode ser prescrita baixa dose de vitamina K por via oral: 1 a 2,5 mg
Dia do procedimento e pós-procedimento	Se controle hemostático adequado, reiniciar a varfarina após 12 a 24 h Se hemostasia adequada, reiniciar heparina após 12 a 24 h; se hemostasia inadequada, reiniciar após 48 a 72 h. Manter heparina até INR atingir a faixa terapêutica (geralmente durante 4 a 7 dias)

HBPM: Heparina de baixo peso molecular. HFN: Heparina não fracionada. TE: Tromboembolismo.

III – d – 2 Anticoagulantes orais de ação direta[13]

Os DOAC apresentam excreção renal significativa e, portanto, um passo importante no manejo perioperatório desses pacientes é a avaliação da função renal.

Em virtude de sua relativa meia-vida de eliminação curta, não é necessária a ponte perioperatória com a heparina.

Em cirurgias ou procedimentos de baixo ou mínimo risco de sangramento, não há necessidade de suspensão do uso dos DOAC, mas o procedimento deve ser realizado preferencialmente no vale plasmático do fármaco, ou seja, no mínimo, 24 horas após a última dose. Em cirurgias ou procedimentos de moderado ou alto risco de sangramento, os DOAC devem ser suspensos por pelo menos 48 horas, dependendo da função renal do paciente (Tabela 26).

Tabela 26 Última ingesta do fármaco antes de cirurgia ou procedimento eletivo

	Dabigatrana		Rivaroxabana		Apixabana	
	Baixo risco	Alto risco	Baixo risco	Alto risco	Baixo risco	Alto risco
Cl Cr ≥ 80 mL/min	≥ 24 h	≥ 48 h	≥24 h	≥ 48h	≥ 24 h	≥ 48 h
Cl Cr 50-80 mL/min	24-48 h	48-72 h	≥ 24 h	≥ 48 h	≥ 24 h	≥ 48 h
Cl Cr 30-50 mL/min	48-72 h	≥ 96 h	≥ 24 h	≥ 48 h	≥ 24 h	≥ 48 h
Cl Cr 15-30 mL/min	CI	CI	≥ 36 h	≥ 48 h	≥ 36 h	≥ 48 h
Cl Cr ≤ 15 mL/min	Contraindicação					

CI = contraindicado; Baixo risco: cirurgia com baixo risco de sangramento; Alto risco: cirurgia com alto risco de sangramento.

Em procedimentos com imediata e completa hemostasia, os DOAC podem ser reiniciados 6 a 8 horas após intervenção. Naqueles em que o risco de sangramento dentro de 48 a 72 horas após o procedimento for maior do que o risco de tromboembolismo, principalmente se associado com imobilização, deve-se prescrever tromboprofilaxia com 0,5 ou 1 mg/kg/dia de enoxaparina, 6 a 8 horas após a cirurgia e reiniciar DOAC assim que a hemostasia estiver adequada.

Em casos de cirurgia de emergência, o uso dos DOAC deve ser suspenso e, se possível, o procedimento adiado por no mínimo 12 horas e, preferencialmente, durante 24 horas após a última ingesta do fármaco. Se a cirurgia não puder ser adiada, deve-se considerar a reversão do efeito anticoagulante. O complexo protrombínico foi avaliado somente em pacientes saudáveis e demonstrou reverter o efeito anticoagulante dos DOAC. No Brasil, somente a dabigatrana tem antídoto disponível atualmente (idarucizumab).

III – e – Síndrome coronariana aguda (SCA) em pacientes em uso de anticoagulantes orais

Atualmente não existem evidências suficientes para se descrever qual a melhor terapia antitrombótica em pacientes em uso de anticoagulantes orais que apresentam SCA concomitante. Até que dados de grandes estudos clínicos randomizados estejam disponíveis, as recomendações estão baseadas principalmente em consensos de especialistas. Consequentemente a isso, essas orientações servem apenas como guia e deve-se levar em consideração a experiência do hospital no tratamento desses pacientes.[13,28]

De maneira geral, as recomendações devem sempre ser baseadas no quadro clínico e nas características dos pacientes quanto ao risco de isquemia ou eventos tromboembólicos, bem como uma avaliação dinâmica do risco de sangramento (Tabela 27).[29]

Tabela 27 Estratificação do risco isquêmico/tromboembólico e de sangramento

Aumento do risco isquêmico e de trombose de *stent* (pode favorecer maior tempo do uso de dupla antiagregação plaquetária)	Aumento do risco de sangramento (pode favorecer uma redução do tempo de uso de dupla antiagregação plaquetária)
Aumento do risco isquêmico • Idade avançada • Apresentação da SCA • Vários IAM prévios • Doença coronária de múltiplos vasos • Diabetes • Doença renal crônica *Aumento do risco de trombose de* stent • Apresentação da SCA • Diabetes • Fração de ejeção de VE < 40% • *Stents* farmacológicos de 1ª geração • *Stent* pequeno ou mau posicionado • Diâmetro do *stent* pequeno ou espessura do *stent* maior • Reestenose intra *stent*	• História de sangramento prévio • Terapia com anticoagulante oral • Sexo feminino • Idade avançada • Baixo peso corporal • Doença renal crônica • Diabetes • Anemia • Uso crônico de esteroides ou antiinflamatório não hormonal

SCA: síndrome coronariana aguda; VE: ventrículo esquerdo; IAM: infarto agudo do miocárdio.

III – e – 1 – Varfarina[29]

O manejo da varfarina em pacientes com SCA e submetidos à intervenção coronária percutânea (ICP) está descrito a seguir.

- *Pré-procedimento*: se possível, é preferível um período de suspensão da varfarina até que o INR esteja < 2, se o procedimento for realizado por via radial ou INR < 1,5, se a via de acesso for a femoral. Nesse caso, não é necessário realizar ponte com heparina. Não se deve adiar o procedimento em caso de urgência ou emergência e uma reversão da anticoagulação é raramente necessária. Só utilizar fibrinólise se o INR estiver < 1,5.
- *Durante o procedimento*: dar preferência ao acesso radial e utilizar, se possível, *stents* farmacológicos de última geração ou não farmacológicos.
- *Após procedimento*: reiniciar a varfarina mantendo um INR entre 2 e 3 (idealmente entre 2 e 2,5). A duração da terapia antiagregante plaquetária associada à varfarina é a mesma abordada no fluxograma 2, referente aos DOAC (ítem III – e – 2).

III – e – 2 – Anticoagulantes orais de ação direta [13]

O manejo da terapia na fase aguda e em longo prazo dos pacientes com SCA e em uso de DOAC está descrito nos Fluxogramas 1 e 2.

Fluxograma 1 Manejo na fase aguda da síndrome em pacientes com fibrilação atrial e em uso de anticoagulantes orais de ação direta

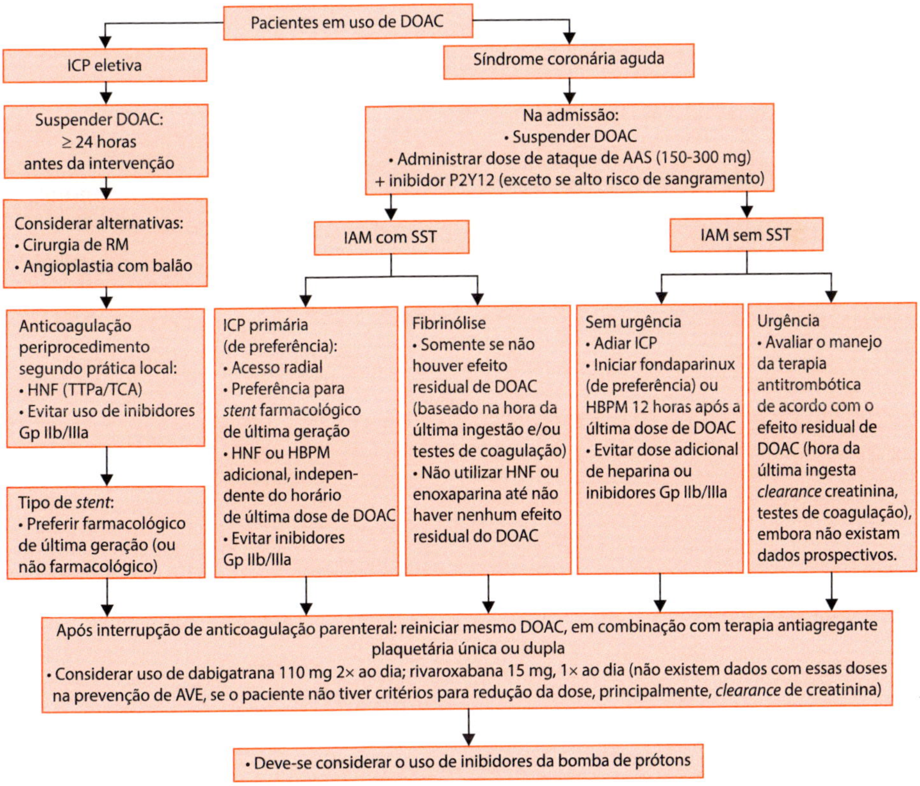

ICP: intervenção coronária percutânea; RM = revascularização miocárdica; TEV: tromboembolismo venoso; IAM sem SST: infarto agudo do miocárdio sem supradesnivelamento ST; HNF: heparina não fracionada; TTPa: tempo de tromboplastina parcialmente ativada; HBPM: heparina de baixo peso molecular; TCA: tempo de coagulação ativada; AVE: acidente vascular encefálico; DOAC: anticoagulantes orais de ação direta.

Fluxograma 2 Diferentes cenários e critérios de adaptação para tratamento em longo prazo de pacientes com anticoagulantes orais de ação direta, após síndrome coronária aguda.

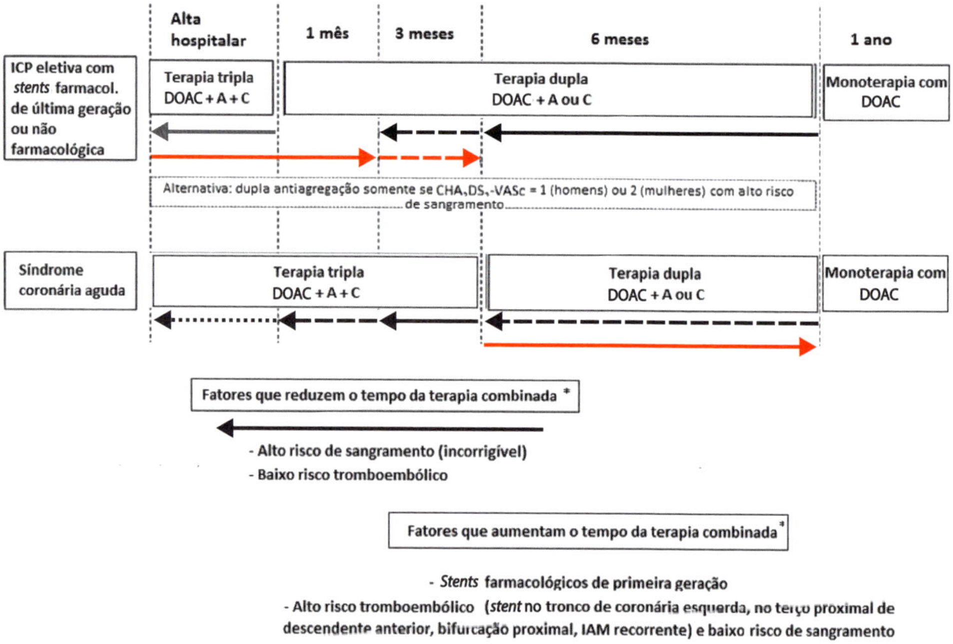

ICP: intervenção coronária percutânea; DOAC: anticoagulantes orais de ação direta. * A Tabela 27 pode ajudar na avaliação dos fatores que reduzem ou aumentam a duração da terapia associada de antiagregante plaquetária e anticoagulante oral.[27]

III – f - Manejo do acidente vascular encefálico em pacientes em uso de anticoagulantes orais

III – f – 1 – Varfarina

a – Acidente vascular encefálico isquêmico tromboembólico

A terapia trombolítica em pacientes em uso de varfarina não é recomendada e não deve ser administrada em pacientes com INR > 1,5.[30]

O uso de heparina (de preferência, HBPM) como "ponte" está associado a um risco aumentado de sangramento. Seu uso somente é preconizado, em doses profiláticas, dentro de 48 horas após o início do AVE devendo ser mantido durante todo o período de internação no hospital ou até que o paciente permaneça imobilizado.[31]

Em pacientes com AIT, a varfarina pode ser mantida e a aderência do paciente ao tratamento deve ser avaliada de acordo com o valor de INR.[30,31]

Não existem estudos sobre o tempo mais adequado para retorno da varfarina em pacientes com AVE isquêmico. Deve-se sempre avaliar o risco de sangramento *versus* risco tromboembólico dos pacientes. Entretanto, de maneira geral, recomenda-se iniciar anticoagulação oral:[32,33]

- 3-4 dias após um pequeno infarto (aproximadamente 1,5 cm em circulação anterior ou posterior);
- 7 dias após um infarto de tamanho moderado (> 1,5 cm, mas menor que a metade do território da artéria cerebral anterior [ACA] ou média [ACM]);
- 14 dias após um grande AVE (mais que a metade do território da ACA ou ACM ou maior que 1,5 cm na circulação posterior [cerebelo e tronco encefálico]).

Em portadores de próteses mecânicas, principalmente em posição mitral, a anticoagulação deverá ser reiniciada assim que o risco de transformação hemorrágica esteja reduzido a um nível aceitável.[34]

b – Acidente vascular encefálico hemorrágico

Em pacientes com AVE hemorrágico, deve-se interromper o uso da varfarina imediatamente, administrar plasma fresco congelado e/ou complexo protrombínico e vitamina K intravenosa.[35]

Após cessação documentada do sangramento, a HBPM ou HNF, via subcutânea, pode ser considerada para prevenção de tromboembolismo venoso em pacientes imobilizados após 48 horas do início do quadro.[35]

Não existem estudos que determinaram o tempo ótimo para reiniciar a anticoagulação após sangramento intracraniano. Deve-se evitar o uso de varfarina por um período mínimo de 4 semanas, exceto em pacientes portadores de próteses mecânicas, em que o reinício deverá ser mais precoce (até 2 semanas) em virtude do alto risco tromboembólico[34].

III – f – 1 – DOAC

a – Acidente vascular encefálico isquêmico tromboembólico[13]

A terapia trombolítica não é recomendada e não deve ser administrada dentro de 24 a 48 horas da última administração do DOAC. Se não for possível saber qual a hora da última dose do DOAC, também não se recomenda o uso de trombolíticos. A trombectomia mecânica pode ser considerada uma alternativa ao tratamento trombolítico.

Em pacientes em uso de DOAC e que apresentam AVE isquêmico, é importante avaliar a aderência do paciente ao tratamento. Se esta for adequada, devem-se procurar causas alternativas do AVE tais como doenças de grandes vasos, AVE lacunar, etc.

A suspensão ou manutenção do DOAC dependerá do tamanho do infarto e a gravidade do AVE. Se o AVE for pequeno e tiver risco baixo de transformação hemorrágica, o DOAC pode ser mantido, já que apresenta meia-vida de eliminação curta. Devido ao rápido início de ação dos DOAC, não há necessidade da realização de ponte com heparina.

Não existem estudos sobre o tempo mais adequado para retorno da anticoagulação em pacientes com AVE e consenso de especialistas sugere seguir a regra dos 1-3-6-12 dias, conforme o Fluxograma 3.

Fluxograma 3 Recomendação para o início do DOAC após AIT/AVC ou sangramento intracerebral.

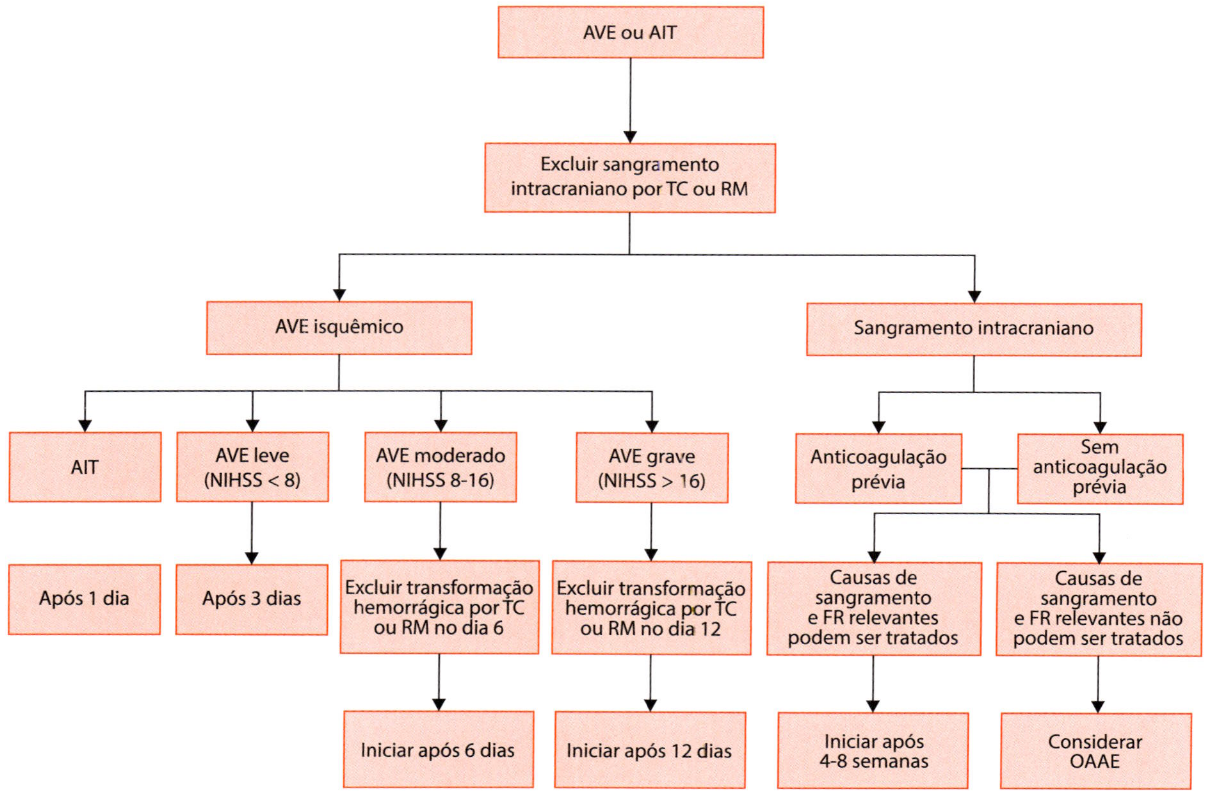

TC: tomografia computadorizada; RM: ressonância magnética; OAAE: oclusão percutânea apêndice atrial esquerdo; AVE: acidente vascular encefálico; AIT: acidente isquêmico transitório; FR: fator(es) de risco; NIHSS: National Institute of Health Stroke Scale.

A avaliação da gravidade do AVE geralmente é realizada por meio do escore NIHSS (National Institute of Health Stroke Score),[36] descrito na Tabela 28.

Tabela 28 Escore NIHSS para avaliação da gravidade do acidente vascular encefálico

Nível de consciência 0 - Alerta 1 - Desperta com estímulo verbal 2 - Desperta somente com estímulo doloroso 3 - Resposta reflexa a estímulo álgico ou totalmente irresponsivo, flácido e arreflexo
Orientação (idade e mês) 0 - Ambos corretos 1 - Um correto 2 - Ambos incorretos
Comandos (abrir e fechar os olhos; apertar e soltar mão) 0 - Ambos corretos 1 - Um correto 2 - Ambos incorretos
Motricidade ocular (voluntária ou "olhos de boneca") 0 - Normal 1 - Paresia do olhar conjugado 2 - Desvio conjugado do olhar
Campos visuais 0 - Normal 1 - Hemianopsia parcial, quadrantanopsia, extinção 2 - Hemianopsia completa 3 - Cegueira cortical
4 – Paresia facial 0 - Normal 1 - Paresia mínima (aspecto normal em repouso, sorriso assimétrico) 2 - Paresia parcial/segmento inferior da face 3 - Paresia/segmentos superior e inferior da face
5 – Motor membro superior (braços estendidos 90° [sentado] ou 45° [deitado] por 10 s) 0 - Sem queda 1 - Queda, mas não atinge o leito 2 - Força contra a gravidade, mas não sustenta 3 - Sem força contra a gravidade, mas qualquer movimento mínimo conta 4 - Sem movimento
6 - Motor membro inferior (elevar a perna a 30° [deitado] por 5 s) 0 - Sem queda 1 - Queda, mas não atinge o leito 2 - Força contra a gravidade, mas não sustenta 3 - Sem força contra a gravidade, mas qualquer movimento mínimo conta 4 - Sem movimento

Continua

Continuação

7 – Ataxia de membros 0 - Sem ataxia 1 - Ataxia em membro superior ou inferior 2 - Ataxia presente em dois membros superior e inferior
8 – Sensibilidade dolorosa 0 - Normal 1 - Déficit unilateral, mas reconhece o estímulo (ou afásico, confuso) 2 - Paciente não reconhece o estímulo ou coma ou déficit bilateral
9 – Linguagem 0 - Normal 1 - Afasia leve-moderada (compreensível) 2 - Afasia grave (quase sem troca de informações) 3 - Mudo, afasia global, coma
10 – Disartria 0 - Normal 1 - Leve a moderada 2 - Grave, ininteligivel ou mudo 3 - Intubado
11 – Extinção ou Desatenção 0 - Normal 1 - Desatenção visual, tátil, auditiva, espacial ou pessoal, ou extinção à estimulação simultânea em uma das modalidades sensoriais 2 - Profunda hemidesatenção ou hemidesatenção para mais de uma modalidade; não reconhece a própria mão e se orienta somente para um lado do espaço.
PONTUAÇÃO 0-1 = Normal 1-4 = AVE leve 5-15 = AVE moderado 16-20 = AVE moderado a grave 21-42 = AVE grave

b – AVE hemorrágico[13]

Deve-se interromper o uso do DOAC imediatamente e administrar medidas de suporte descritas no ítem Manejo de Sangramento (III – c 2 – tabela 21).

Se o antídoto estiver disponível (até a publicação deste Guia, somente o antídoto da dabigatrana estava comercializado no Brasil), administrá-lo assim que possível.

O carvão ativado pode ser administrado se a última ingesta do DOAC tiver ocorrido em um período inferior a 2 horas.

A decisão sobre quando retornar ou suspender definitivamente o DOAC deve ser realizada de maneira individual. De maneira geral, o retorno do DOAC pode ser feito em 4 a 8 semanas se o risco cardioembólico for alto e o risco de um novo sangramento intracraniano for baixo. Em pacientes com baixo risco tromboembólico e alto risco de sangramento, o uso de anticoagulantes orais deve ser reconsiderado.

III – h – Cardioversão (CV) elétrica

III – h – 1: Varfarina:

O Fluxograma 4 descreve a recomendação da CV elétrica em pacientes em uso de varfarina.

Fluxograma 4 Cardioversão elétrica em pacientes em uso de varfarina[37]

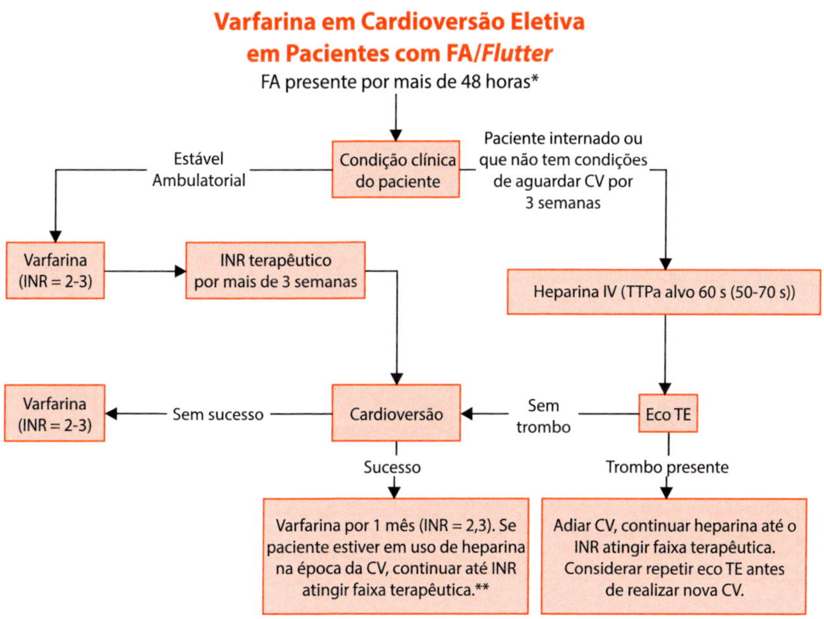

* Anticoagulação com varfarina não necessária se FA < 48 horas, exceto se dados do ecocardiograma sugerir um risco aumentado de tromboembolismo. ** Continuação da anticoagulação durante um período superior a 4 semanas é baseado nos fatores de risco e se o paciente já apresentou episódio de FA/flutter prévios. Eco TE: ecocardiograma transesofágico. CV: cardioversão. IV: (via) intravenosa; TTPa: tempo de tromboplastina parcial ativada.

III – h – 2 – Anticoagulantes orais de ação direta

O Fluxograma 5 demonstra como deve ser realizada a cardioversão em pacientes em uso de DOAC.

Fluxograma 5 Cardioversão em pacientes em uso de anticoagulantes orais de ação direta.

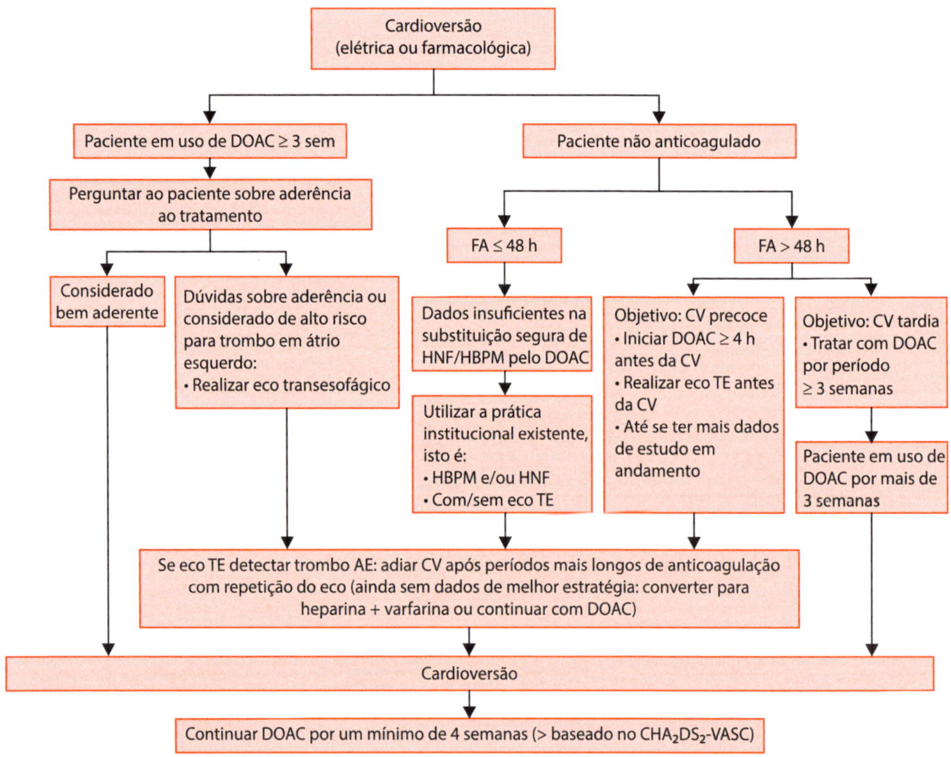

HFN: heparina não fracionada; HBPM: heparina de baixo peso molecular; DOAC: anticoagulantes orais de ação direta; FA: fibrilação atrial.

III – i – Troca entre os anticoagulantes orais

Um esquema prático para o manejo da troca entre os anticoagulantes está demonstrado na Tabela 29.[13]

Tabela 29 Esquema prático para o manejo da troca entre os anticoagulantes

Varfarina para DOAC	INR < 2: imediato INR 2-2,5: imediato ou próximo dia INR > 2,5: utilizar INR e meia-vida da varfarina para estimar tempo de INR < 2,5
ACO parenteral para DOAC: • HNF IV • HBPM	Iniciar após 2 horas da suspensão da HNF (pode ser maior em pacientes com insuficiência renal) Iniciar quando a próxima dose deveria ser administrada

Continua

Continuação

DOAC para AVK	Administrar concomitantemente até INR adequado Medir INR imediatamente antes da próxima ingestão do DOAC Medir INR novamente após última dose do DOAC Monitorar INR no primeiro mês até valores estáveis de INR (2-3)
DOAC para ACO parenteral	Iniciar quando a próxima dose do DOAC deveria ser administrada
DOAC para DOAC	Iniciar quando a próxima dose deveria ser administrada (exceto em pacientes com maiores níveis plasmáticos , por exemplo: insuficiência renal)
AAS ou Clopidogrel para DOAC	Trocar imediatamente, a não ser que a combinação seja necessária.

HFN: heparina não fracionada; HBPM: heparina de baixo peso molecular; DOAC: anticoagulantes orais de ação direta; FA: fibrilação atrial; EcoTE: ecocardiograma transesofágico; INR: índice de normatização internacional.

REFERÊNCIAS BIBLIOGRÁFICAS

1. Bauersachs RM. Use of anticoagulants in elderly patients. Thrombosis Research, 2012; 129:107-115.
2. Quinn GR, Fang MC. Atrial fibrillation. Stroke prevention in older adults. Clin. Geriatr. Med., 2012; 28:617-634.
3. Fernández S, Formiga F, Camafort M, Rodrigo JC, Díez-Manglano J, Reino P, et al. Antithrombotic treatment in elderly patients with atrial fibrillation: a practical approach. BMC Cardiovascular Disorders, 2015; 15: 143-153.
4. Ferrucci L, Giallauria F, Guralnik JM. Epidemiology of aging. Radiol Clin North Am., 2008; 46(4): 643–v. doi:10.1016/j.rcl.2008.07.005.
5. Lip GY, Nieuwlaat R, Pisters R, Lane DA, Crijns HJ. Refining clinical risk stratification for predicting stroke and thromboembolism in atrial fibrillation using a novel risk factor-based approach: the euro heart survey on atrial fibrillation. Chest, 2010;137(2):263-72.
6. Magalhães LP, et al. II Diretrizes Brasileiras de fibrilação atrial. Arq. Bras. Cardiol.,2016; 106(4 - sup 2): 1-22.
7. Kirchhof P, et al. 2016 ESC Guidelines for the management of atrial fibrillation developed in collaboration with EACTS. Eur Heart J. (2016) 37, 2893-2962.
8. Lip GY, Frison L, Halperin JL, et al. Comparative validation of a novel risk score for predicting bleeding risk in anticoagulated patients with atrial fibrillation: the HAS-BLED (Hypertension, Abnormal Renal/Liver Function, Stroke, Bleeding History or Predisposition, Labile INR, Elderly, Drugs/Alcohol Concomitantly) score. J. Am. Coll. Cardiol., 2011;57(2):173-80.
9. Bulas dos produtos: Marevan® (varfarina sódica), Pradaxa® (dabigatrana), Xarelto® (rivaroxabana) e Eliquis® (apixabana).
10. Kearon C, et al. Antithrombotic therapy for VTE disease. CHEST guideline and expert panel report. Chest. 2016;149(2):315-352.
11. Nishimura RA, et al. 2014 AHA/ACC Guideline for the Management of Patients With Valvular Heart Disease: Executive Summary. J. Am Coll Cardiol., 2014; 63(22):2489.
12. Vahanian A, et al. Guidelines on the management of valvular heart disease (version 2012) The Joint Task Force on the Management of Valvular Heart Disease of the European Society of Cardiology (ESC) and the European Association for Cardio-Thoracic Surgery (EACTS). Eur. Heart J., 2012; 33: 2451-2496.
13. Heibuchel H, et al. Updated European Heart Rhythm Association Practical Guide on the use of non-vitamin K antagonist anticoagulants in patients with non-valvular atrial fibrillation. Eur Heart J., 2016 Jun 9. pii: ehw058.

14. Nishimura RA et al. 2017 AHA/ACC Focused Update of the 2014 AHA/ACC Guideline for the Management of Patients With Valvular Heart Disease. Journal of the American College of Cardiology, 2017, doi: 10.1016/j.jacc.2017.03.011.
15. Whitlock RP, et al. Antithrombotic and Thrombolytic Therapy for Valvular Disease Antithrombotic Therapy and Prevention of Thrombosis, 9th ed: American College of Chest Physicians Evidence-Based Clinical Practice Guideline. Chest, 2012;141(2) (Suppl):e576S-e600S.
16. Piegas LS, et al. Sociedade Brasileira de Cardiologia. V Diretriz da Sociedade Brasileira de Cardiologia sobre Tratamento do Infarto Agudo do Miocárdio com Supradesnível do Segmento ST. Arq Bras Cardiol. 2015; 105(2):1-105.
17. Roldan T, et al. Anticoagulation in patients with pulmonary arterial hypertension: an update on current knowledge. J. Heart lung transplant, 2016; 35:151-164.
18. Kim NH, Delcroix M, Jenkins DP, et al. Chronic thromboembolic pulmonary hypertension. J Am Coll Cardiol., 2013; 62(25 suppl):D92-D99.
19. Bocchi EA, Marcondes-Braga FG, Bacal F, Ferraz AS, Albuquerque D, Rodrigues D, et al. Sociedade Brasileira de Cardiologia. Atualização da Diretriz Brasileira de Insuficiência Cardíaca Crônica - 2012. Arq Bras Cardiol., 2012: 98(1 supl. 1): 1-33.
20. Lip G, et al. Left atrial thrombus resolution in atrial fibrillation or flutter: Results of a prospective study with rivaroxaban (X-TRA) and a retrospective observational registry providing baseline data (CLOT-AF). Am Heart J., 2016;178:126-134.
21. Ferner M, et al. Rationale and design of the RE-LATED AF--AFNET 7 trial: Resolution of Left a trial-Appendage Thrombus--Effects of Dabigatran in patients with Atrial Fibrillation. Clin Res Cardiol., 2016 Jan;105(1):29-36.
22. Meneghelo ZM e col. Terapia antitrombótica nas doenças valvares. In Serrano Jr C (Ed). Tratado de Cardiologia SOCESP. São Paulo: Manole, 2009, pg 1.367-1.388.
23. www.micromedex.com/about_us/legal/cite. Acessado em 25/05/2017.
24. Ageno W, et al. Oral Anticoagulant Therapy Antithrombotic Therapy and Prevention of Thrombosis, 9th ed: American College of Chest Physicians Evidence-Based Clinical Practice Guidelines. Chest, 2012; 141(2)(Suppl):e44S-e88S.
25. Douketis JD, et al. Perioperative Management of Antithrombotic Therapy Antithrombotic Therapy and Prevention of Thrombosis, 9th ed: American College of Chest Physicians Evidence-Based Clinical Practice Guidelines. Chest, 2012; 141(2)(Suppl):e326S–e350S
26. Schussheim AE, Fuster V. Thrombosis, antithrombotic agents, and the antithrombotic approach in cardiac disease. Prog Cardiovasc Dis., 1997 Nov-Dec;40(3):205-38.
27. Oprea AD, et al. Risk stratification, perioperative and periprocedural management of the patient receiving anticoagulant therapy. J.Clin. Anesth., 2016; 34, 586–599.
28. Spyropoulos AC, et al. Periprocedural management of patients receiving a vitamin K antagonist or a direct oral anticoagulant requiring an elective procedure or surgery. J. Thromb. Haemost., 2016;14(5):875-85.
29. Angiolillo DJ, et al. Antithrombotic therapy in patients with atrial fibrillation undergoing percutaneous coronary intervention – a North American perspective, 2016 Update. Circ Cardiovasc Interv., 2016; 9: e004395.
30. Hankey GJ, et al. Management of acute stroke in patients taking novel oral anticoagulants. International Journal of Stroke, 2014; 9:627-632.
31. Lansberg MG, et al. Antithrombotic and thrombolytic therapy for ischemic stroke antithrombotic therapy and prevention of thrombosis. 9 ed. American College of Chest Physicians Evidence-Based Clinical Practice Guidelines. Chest, 2012; 141(2)(Suppl):e601S–e636S.
32. Robinson AA, et al. Anticoagulation for the acute management of ischemic stroke. Yale J. Biology and Medicine, 2014: 199-206.
33. http://hospitals.vchca.org/images/medical_staff/Anticoagulation_in_Atrial_Fibrillation_after_Acute_Stroke.pdf. Acessado em: 01 Jul 2017.
34. Raiten J. Anticoagulation therapy following embolic or hemorrhagic stroke in the patient with a mechanical heart valve. J Anesthe Clinic Res 2011, 2:9.

35. Hemphill JC, et al. Guidelines for the management of spontaneous intracerebral hemorrhage. a guideline for healthcare professionals from the American Heart Association/American Stroke Association. Stroke. 2015 Jul;46(7):2032-60.
36. Brott T, et al. Measurements of acute cerebral infarction: a clinical examination scale. Stroke. 1989; 20: 864–870.
37. You JJ, et al. Antithrombotic Therapy for atrial fibrillation antithrombotic therapy and prevention of thrombosis. 9 ed. American College of Chest Physicians Evidence-Based Clinical Practice Guidelines. Chest, 2012; 141(2)(Suppl):e531S-e575S.

Índice Remissivo

E

F

H

I

L

M

P